AF468848

# INSTALLATION DE M. OLLIER

COMME

## CHIRURGIEN MAJOR DE L'HOTEL-DIEU DE LYON

Le 23 Janvier 1863.

DES

# TENDANCES ACTUELLES DE LA CHIRURGIE

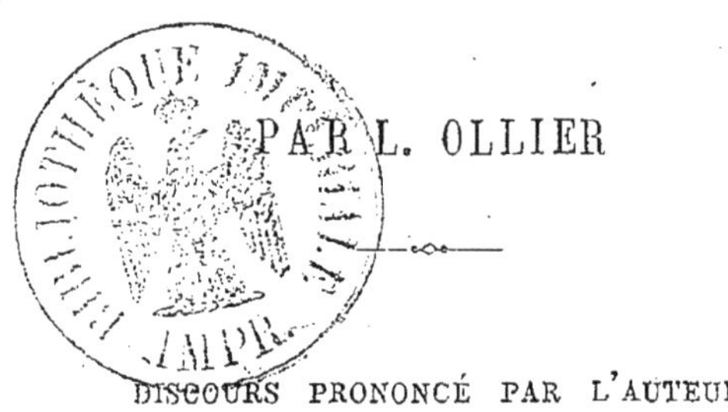

PAR L. OLLIER

DISCOURS PRONONCÉ PAR L'AUTEUR

LORS DE

SON INSTALLATION COMME CHIRURGIEN MAJOR

DE L'HOTEL-DIEU DE LYON

LYON

IMPRIMERIE D'AIMÉ VINGTRINIER

RUE BELLE-CORDIÈRE, 14.

1863

DES

# TENDANCES ACTUELLES DE LA CHIRURGIE

Messieurs,

Au moment de succéder à cette longue suite de chirurgiens éminents qui ont illustré le majorat de l'Hôtel-Dieu, j'ai dû me demander comment je pourrais répondre à la confiance de l'Administration et remplir dignement les devoirs que cette confiance m'impose. Mais si le souvenir de mes prédécesseurs me fait craindre de rester trop en arrière de leurs nobles exemples, il m'indique aussi la route que je dois suivre et me montre le but où doivent tendre mes efforts. Je n'aurai donc qu'à me pénétrer de plus en plus de cet esprit traditionnel qu'ils se sont religieusement transmis, et, en cherchant à les imiter, je pourrai ne pas les atteindre, mais je ne risquerai point de m'égarer. Je rencontrerai, du reste, sur ma route ces appuis salutaires, qui, en doublant les forces, aident à franchir les obstacles, et l'accueil que me font aujourd'hui mes maîtres, mes collègues et mes confrères me promet de leur part un concours bienveillant. C'est une douce satisfaction pour moi que de les voir dans cette enceinte, et le désir de conserver leurs sympathies saura toujours m'inspirer, je l'espère, le moyen de les mériter.

Mais la satisfaction que j'éprouve aujourd'hui est inséparable d'un sentiment de tristesse. C'est à un autre que devaient s'adresser ces sympathies, et cet autre s'en était depuis longtemps rendu digne. Nos vœux l'accompagnaient: il allait recevoir la juste récompense de ses persévérants travaux. Mais hélas! comme Mortier (1), comme Richard (2), comme tant d'autres, Baumers a succombé avant l'heure, victime des rudes devoirs de notre profession, victime de la science, qui demande de continuels sacrifices à ceux qui se dévouent à son culte. Chacun de nous, Messieurs, lui gardera un souvenir ineffaçable. Il avait vu éclore autour de lui de trop sincères amitiés pour que son nom soit menacé de l'oubli. Mais il m'appartenait de lui donner ici un témoignage public de notre affection et de nos regrets. C'est à nous, membres militants de la profession, de reconnaître et de glorifier nos morts. Ils font notre honneur et notre force; et s'il n'en est qu'un petit nombre qui se relèvent sur un piédestal, nous devons un égal regret, un plus grand peut-être, à ceux qui sont tombés avant d'avoir vaincu.

Cette lutte de tous les instants, cet incessant labeur qui a

(1) Mortier mourut peu de temps après son installation comme chirurgien en chef de l'Hôtel-Dieu, en 1826.

(2) Richard de Saint-Just.

déjà fait tant de victimes est toujours notre partage; et parmi les traditions que se sont léguées les chirurgiens-majors de l'Hôtel-Dieu, je n'en vois pas de plus constamment suivie. Quelque rapide qu'ait été le mouvement scientifique de leur époque, aucun n'est resté en arrière; on les a toujours vus au premier rang, et la plupart ont fortement pesé par leurs travaux dans les questions qui s'agitaient autour d'eux. Aussi sans remonter bien haut, et sans toucher aux éclatantes figures de Gensoul et de Bonnet, trouverais-je dans leur influence sur la chirurgie de leur temps un sujet de discours qui aurait eu pour moi le plus séduisant attrait; j'y étais facilement porté par le désir de louer ceux auxquels m'attachent les plus doux sentiments; mais ce n'est pas à vous, Messieurs, que je puis espérer d'apprendre ce que nous leur devons.

Vous savez mieux que moi ce que fut dans cet hôpital, et plus tard dans sa chaire, le Nestor de notre chirurgie, que sa retraite ne peut dérober aux témoignages de notre vénération (1). Ses paroles éloquentes retentissent encore dans vos souvenirs les plus chers.

Vous n'ignorez aucun des travaux du chirurgien éminent (2), dont le majorat fut un des mieux remplis, et qui a laissé des traces de son inépuisable activité sur presque tous les points de la science.

Vous voyez chaque jour parmi vous le maître aimé (3)

(1) M. Janson.

(2) M. Pétrequin.

(3) M. Barrier.

dont la haute réputation, fondée sur la science la plus vaste et le talent opératoire le plus consommé, est encore rehaussé par le plus noble caractère.

Que vous apprendrais-je, enfin, sur les services rendus par le chirurgien habile auquel je suis appelé à succéder (1) et, dont le profond savoir et l'infatigable dévouement laisseront dans cet hôpital les souvenirs les plus durables.

Je pourrais sans doute vous rappeler leurs travaux, et ceux de nos compatriotes qui, dans des sphères un peu différentes, ont contribué pour une large part à l'éclat de notre chirurgie. Mais s'ils ont joué un rôle si brillant dans l'œuvre de leur génération, nous devons, nous les derniers venus, montrer que nous ne sommes pas indifférents aux préoccupations de la nôtre.

Aussi, Messieurs, n'ai-je pas cru trouver de sujet plus approprié à la circonstance qu'un aperçu sur les tendances actuelles de la chirurgie. En appréciant ces tendances, en recherchant ce qu'elles ont de bon et ce qu'elles peuvent avoir de dangereux, en les critiquant, en un mot, je ferai par cela même comprendre dans quelle voie je vais m'engager et quel but je me propose d'atteindre.

(1) M. Desgranges.

Si les Sciences tendent dès leur origine vers le même but final, si à chaque période de leur histoire elles aspirent à s'approcher de plus en plus de la perfection qui est leur idéal, elles n'obéissent pas toujours à la même impulsion et ne puisent pas constamment aux mêmes sources leurs moyens de progrès. Chaque époque a ses besoins, chaque situation ses nécessités ; l'instrument qui nous a servi un jour n'a plus la même utilité pour le travail du lendemain, et le moyen que nous repoussions hier devient notre unique ressource pour nos nouveaux besoins. Le but à atteindre est cependant toujours le même et, malgré ces variations de détail, la méthode générale n'a point changé.

L'histoire de la chirurgie nous en offre une foule d'exemples. Depuis qu'elle a été rationnellement constituée, depuis qu'elle est entrée dans la voie logique de toutes les sciences de cet ordre, elle a successivement invoqué tous les moyens de perfectionnement et de progrès. Associée au mouvement des sciences biologiques qui, depuis la fin du dernier siècle, ont si heureusement élargi leur domaine, elle a grandi avec elles, et l'art de faire les opérations qui, il y a encore deux siècles, la constituait tout entière n'est aujourd'hui qu'une de ses parties. Pour la formation de cet ensemble, il a fallu faire intervenir des éléments nombreux : recherche des faits nouveaux, vérification des faits anciens, applications des données fournies par les sciences collatérales; observation, expérimentation, critique, tout a dû être mis en œuvre dans des proportions inégales, il est vrai, selon les temps, selon les circonstances et surtout selon les idées médicales régnantes. La chirurgie s'est montrée cependant, plus que la médecine proprement dite, indépendante des théories et des systèmes, mais elle en a toujours ressenti les effets, même dans sa partie opératoire qui semble, plus que toutes les autres, vivre d'une existence à part. Car, Messieurs, ici encore, l'idée guide toujours la main, la théorie inspire toujours la pratique; or, dès que nous parlons d'idée et de théorie, nous rentrons forcément dans le domaine de la science où nous retrouvons les fluctuations que je viens de signaler.

La chirurgie a été lente à se constituer, contrariée surtout par les préjugés des temps qui ont été témoins de ses premiers efforts. Les grands noms qui illustrèrent sa renaissance furent impuissants à secouer la tutelle gênante qui lui pesait alors. Ce ne fut qu'au dix-huitième siècle, à l'époque de l'Académie royale de chirurgie qu'elle conquit sa complète émancipation. L'influence de cette illustre Compagnie fut immense, et, bien que je me trouve ici en désaccord avec l'homme qui, de nos jours, a été considéré, et à bon droit, comme le critique le plus habile et le plus érudit (1),

(1) M. Malgaigne. Cet éminent critique s'exprime ainsi dans la préface de la deuxième édition de son *Traité d'anatomie chirurgicale* :

je dirai qu'elle a été essentiellement féconde. L'Académie de chirurgie fut un lien entre les esprits scientifiques, elle fit tourner, vers un même but, les efforts jusques là isolés des chirurgiens de notre nation. Elle vécut, sans doute, de cette impulsion artificielle que la philosophie cartésienne avait imprimée aux sciences d'observation; elle aima trop la conjecture et pas assez l'expérimentation; elle se renferma trop dans le raisonnement et l'observation pure, mais il n'est pas juste de lui reprocher des tendances qu'elle accepta de l'esprit général de son siècle, et dont elle chercha souvent, si ce n'est toujours, à restreindre la fâcheuse influence.

Certainement, nous avons d'autres tendances aujourd'hui; notre horizon s'est agrandi; l'idéal du XVIIIe siècle ne suffit plus à nos besoins. Il ne nous satisfait pas plus que celui que nous poursuivons nous-mêmes ne satisfera ceux qui viendront après nous.

Or quels sont à l'heure actuelle les progrès les plus urgents à réaliser ? Vers quelles solutions devons-nous diriger nos efforts ? Dans quelle voie sommes-nous engagés ? Quel résultat est-il permis d'espérer de nos récentes tentatives ? Voilà tout autant de questions que je voudrais

« Mais que dirai-je des successeurs de J.-L. Petit, de cette Aca-
« démie royale de chirurgie dont je ne veux pas trop médire, parce
« qu'elle a fait son œuvre et qu'elle ne pouvait faire davantage, mais
« que j'ai dû réduire à sa juste valeur lorsque ses pâles adora-
« teurs nous présentaient encore ses décisions comme des oracles. (P. 7). »

examiner devant vous, mais sur lesquelles je ne pourrai jeter qu'un rapide coup d'œil. Je les considérerai au double point de vue de la science et de l'art ; j'isolerai pour un moment ces deux faces d'un même objet, ou pour mieux dire ces deux parties inséparables d'un même tout. L'opposition qu'on se plaît à dénoncer quelquefois entre la théorie et la pratique a sa source dans un sophisme qu'on ne saurait trop combattre ; une doctrine qui n'est pas en harmonie avec les faits cliniques est par cela même erronée ; une méthode de traitement qui ne repose pas sur des notions de physiologie positive est nécessairement empirique et, dès lors, incertaine et dangereuse.

Sous le rapport purement scientifique, la chirurgie a encore de nos jours une tâche laborieuse à remplir. Fondée par le travail opiniâtre des générations qui nous ont précédés, elle a de puissantes racines dans le passé. Mais en raison de son objet toujours présent et variant sans cesse elle ne peut pas se contenter des observations antérieures. Elle n'emprunte au passé que sa méthode. Les résultats les plus acceptés et en apparence les mieux démontrés par ce qu'on appelle l'expérience des siècles, doivent être à chaque instant vérifiés à l'aide des nouveaux moyens d'observation. Cette révision régulière et périodique des faits est une des nécessités les plus urgentes d'une science qui se constitue. C'est là une vérité dont il faut bien se pénétrer, quoiqu' il puisse en coûter à notre amour-propre de revenir si souvent sur nos pas. On ne peut jamais se flatter d'avoir obtenu un résultat définitif et absolument vrai : telle formule, telle synthèse qui paraissent inattaquables aujourd'hui, peuvent être compromises dès demain par la découverte d'un fait en apparence sans valeur.

Il est difficile de caractériser par une expression brève les tendances de notre époque tant elles sont multiples, tant sont nombreuses les voies par où elles peuvent s'exercer. Il y a cependant deux circonstances principales qui les font en quelque sorte prévoir et qui les expliquent : d'un côté, une surabondance de faits propre à dérouter la patience la plus consommée; de l'autre, l'insuffisance de plus en plus avérée de l'observation pure et la fragilité des synthèses tentées jusqu'à ce jour. Cette surabondance des faits qui doivent être la base de la science et qui cependant restent stériles, demande un correctif qui permette de les féconder; et ce correctif n'est autre que la critique. D'autre part, cette vitalité artificielle des théories et des synthèses nous démontre qu'il faut fonder sur des bases plus solides les généralisations futures.

Le besoin de critique que toutes les sciences reconnaissent aujourd'hui est bien réel en chirurgie. La plupart de nos contemporains y ont sacrifié plus ou moins ; et sans compter les œuvres magistrales, comme le *Traité des fractures et des luxations*, de M. Malgaigne, le *Traité des anévrysmes*, de M. Broca, nous pourrions citer une foule de travaux moins étendus, mais inspirés du même esprit (1).

(1) Nous aurions à citer en première ligne les mémoires sur différens sujets de chirurgie de MM. Verneuil, Follin, etc., publiés dans

Pour apprécier le rôle de la critique scientifique, nous devons nous demander quels sont les résultats qu'elle a déjà produits, et rechercher, s'il est possible, ceux qu'elle produira encore. Elle s'est appliquée soit à l'étude des faits passés, soit à la vérification des faits présents ; et par la difficulté qu'elle avait de peser ces derniers, elle a compris avec quelle réserve il fallait accepter ceux que nous avait légués la tradition des âges précédents. C'est en remontant aux sources qu'elle a pu mettre un peu d'ordre dans certaines questions où la vérité se cachait sous une avalanche de faits contradictoires. Elle a fixé un point de départ pour les recherches futures, et, en dressant le bilan du passé, elle a évité à l'avenir plus d'une erreur et plus d'une déception (1).

Mais si la critique n'avait eu que cet intérêt purement historique elle n'eût pas eu l'importance que nous nous plaisons à lui reconnaître. Elle a fait plus; et en se montrant rigoureuse, sévère pour les faits actuels, elle a imprimé à notre art un caractère de moralité qu'on est heureux de signaler. Parmi les moyens de vérification auxquels ce besoin de cri-

la *Gazette hebdomadaire* et les *Archives de médecine*, ainsi que les remarquables recherches de M. Rollet sur la *Pluralité des maladies vénériennes*.

(1) Les chirurgiens du commencement de ce siècle ne brillaient guère par leur érudition. On regardait même alors comme à peu près inutiles les recherches historiques. M. Velpeau, le premier, dans son *Traité de médecine opératoire*, a remis l'érudition en honneur.

tique a donné une importance majeure, la statistique tient le premier rang. Le dénombrement et l'appréciation des faits fournissent à certaines sciences leurs pricipaux éléments de vitalité et de progrès ; il en est ainsi au fond dans l'exercice de notre art. L'empirisme se retrouve, déguisé ou non, dans bien des pratiques usuelles, et nous n'avons alors pour juger la valeur de notre intervention que le succès ou l'insuccès dans certains cas donnés. Rien ne devrait être aussi rigoureux que les statistiques, et cependant rien n'est aussi trompeur. Un événement quelconque peut être présenté sous tant de faces diverses qu'il est dangereux de s'incliner devant ce qu'on appelle *la brutalité des faits*. Tant de circonstances inhérentes à la tournure d'esprit et au caractère de celui qui les publie, peuvent en changer la signification, que les statistiques médicales en général doivent être acceptées avec la plus grande prudence. Tant vaut l'homme, tant vaut la statistique. Cela est vrai surtout quand il s'agit de la supputation des cas de succès ou d'insuccès par telle ou telle méthode thérapeutique, car alors les causes d'erreur abondent au point de dévoyer l'esprit le mieux intentionné. Et cependant là est l'*ultima ratio* de bien des discussions scientifiques ; et tant que la chirurgie ne sera pas devenue partout rationnelle, c'est-à-dire physiologique, le calcul des probabilités sera son seul moyen de prévoir l'issue de tel ou tel événement : empirisme et hasard sont deux termes connexes ; le premier appelle toujours le second.

A côté de cette tendance de la chirurgie actuelle nous voyons s'en développer une autre plus essentielle encore.

Se borner à classer, à peser, à comparer, à critiquer en un mot les matériaux anciens, ce serait avouer son impuissance et se condamner à la stérilité. Elle ne peut pas se résoudre à ce rôle, seule consolation des époques de décadence ; elle est et deviendra de plus en plus créatrice. Si elle proclame bien haut la nécessité de l'érudition, c'est plutôt pour assurer sa marche que pour tracer sa voie. En cherchant des enseignements dans le passé, elle n'a pas abdiqué son esprit d'initiative, elle a compris seulement qu'il fallait le retremper ailleurs.

A mesure que la chirurgie se développe, elle restreint le domaine de l'empirisme, et, en cherchant pourquoi elle agit, elle se demande implicitement quels sont les cas où elle doit agir. Les méthodes thérapeutiques ne pouvant être jamais que le reflet des théories pathologiques, il faut établir fortement celles-ci pour légitimer celles-là. Il me serait facile de démontrer que l'observation pure a inspiré de nos jours peu de méthodes rationnelles. Elle a fait abandonner ce qui était faux, mais rarement elle a fait découvrir ce qui était vrai. Les variations de la thérapeutique sont toujours directement ou indirectement inspirées par les idées physiologiques dominantes. Que conclure de là ? Faut-il se soustraire à cette sujétion ? Faut-il chercher ailleurs une base plus large et plus solide ? Non, cette influence est fatale. On la subit volontairement ou à son insu, et l'empirique le plus grossier la reconnaît lui-même, dès qu'il veut expliquer sa conduite. Ce que nous devons désirer et chercher, c'est une physiologie meilleure. Là est la véritable base de la chirurgie rationnelle; et le moyen d'y arriver, c'est l'expérimentation.

Je viens ici de prononcer un mot qu'il serait nécessaire d'expliquer, si je m'adressais à un autre auditoire qu'à celui qui me fait l'honneur de m'entendre. Mais ce n'est pas devant vous, Messieurs, que j'ai besoin de combattre des préjugés que la publicité de nos actions a fait évanouir même dans l'esprit des gens ignorants et crédules. Ce que je dirai, tout à l'heure, des tendances conservatrices de la chirurgie, montrera d'ailleurs à quel degré elle pousse le respect de la vie humaine et comment elle comprend ses devoirs et ses droits dans le maniement des armes redoutables qui lui sont confiées. Quand je proclame la nécessité de l'expérimentation, je parle de l'expérimentation faite en dehors du malade et sans qu'il y mette aucun enjeu. A défaut d'un sujet semblable à celui dont nous voulons pénétrer les secrets, nous devons rechercher les sujets analogues. La nature morte ne peut pas nous servir, mais la nature vivante nous fournit des termes de comparaison acceptables. Si la répétition volontaire, facultative des actes fonctionnels chez les animaux vivants, nous a éclairés sur leur mécanisme, nous devons chercher les lois de la pathogénie dans la répétition des actes morbides eux-mêmes. Pour connaître le mécanisme des lésions et des maladies, nous devons chercher à les reproduire, et, dès que nous en avons la possibilité, nous possédons par cela même un des secrets de leur origine. Faire et refaire des maladies et surtout des lésions pour les étudier à loisir, tel est le but de la pathologie expérimentale, qui n'est scientifiquement qu'une des subdivisions de la physiologie. La patho-



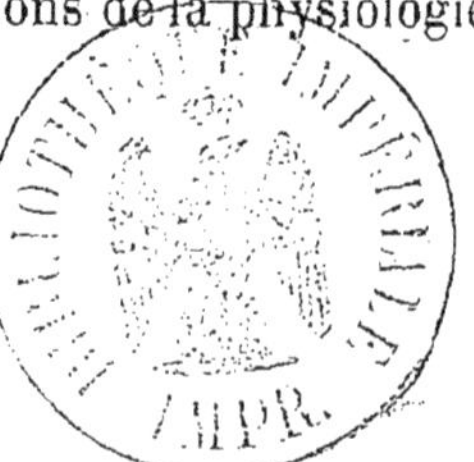

logie comparée a plus d'une fois apporté à la chirurgie humaine un utile concours. Elle lui a fourni les plus précieuses analogies sur beaucoup de questions obscures ; mais en devenant expérimentale, elle lui en fournira de plus précieuses encore. Cette nécessité d'éclairer la pathologie humaine par l'expérimentation, affirmée par Bichat, est de plus en plus reconnue. Notre illustre compatriote, M. Claude Bernard (1), y insiste chaque jour dans ses leçons du Collége de France, et la création récente d'une chaire de pathologie comparée à la Faculté de médecine de Paris est une conséquence du même besoin (2).

Je n'ignore pas les objections qu'on peut adresser au mode d'expérimentation que je préconise. Je sais que sur un certain nombre de questions il est condamné à rester muet ou à ne répondre que par des erreurs ; je ne me dissimule aucun des dangers qu'y rencontreront les esprits peu rigoureux ou trop prompts à conclure, mais ce dont je suis de plus en plus convaincu, c'est que là est la voie la plus féconde pour la chirurgie de l'avenir. Et ici, Messieurs, malgré toute la défiance qu'on doit avoir vis-à-vis de ses tendances propres, je ne crois pas être le jouet d'une illusion, encore moins la dupe d'une préoccu-

(1) M. Cl. Bernard a choisi déjà la pathologie expérimentale pour sujet de plusieurs de ses cours. C'est là aussi une des tendances du *Journal de physiologie* dirigé par M. Brown-Séquard.

(2) En fondant, il y a plus de 20 ans, les *Archives de médecine comparée*, M. Rayer, avait démontré l'importance de cette science qu'il n'a cessé de cultiver et d'encourager depuis lors.

pation familière, en faisant à l'expérimentation une si belle part.

L'anatomie descriptive et topographique a permis aux hommes qui nous ont immédiatement précédés, de faire les brillantes conquêtes de la médecine opératoire. Elle a été une des gloires de cette génération d'après 1830 qui a porté si haut le renom de notre chirurgie nationale. Mais grâce à ses travaux, nous pouvons aujourd'hui diriger nos efforts contre d'autres obstacles ; nous pouvons, en gardant précieusement ses conquêtes, laisser pour un instant l'instrument qui lui a servi et en prendre d'autres qu'elle a moins maniés(1). Il nous faut, avant tout, des doctrines plus en harmonie avec les besoins des temps. Le rapide progrès des sciences biologigues doit nous rendre plus difficiles aujourd'hui. Tout marche autour de nous ; nous ne devons pas rester en arrière. Voyez les sciences qui ont la recherche des lois de la nature morte pour objet, voyez quelques unes de celles qui s'adressent à la nature vivante et vous constaterez partout une marche rapide ou du moins assurée. A quoi doivent-elles cet élan dès à présent irrésistible ? Uniquement à ce qu'elles expérimentent, à ce qu'elles peuvent maîtriser l'observation et reproduire les faits dont elles ont besoin.

(1) On ne se méprendra pas sur la valeur de cette expression. Nous ne voulons pas dire qu'il faille négliger l'anatomie ; c'est la base la plus essentielle, la plus indispensable des études chirurgicales. Mais nous croyons qu'en se bornant à cette étude, en se contentant des déductions qu'on peut en tirer, on négligerait les sources de progrès les plus fécondes aujourd'hui.

C'est donc à la physiologie, et je prends ce mot dans sa plus large acception, qu'il faut s'adresser pour imprimer à la partie scientifique de la Chirurgie, une impulsion en harmonie avec nos nouveaux besoins. Pour cela profitons de tous les moyens d'investigation que les progrès des sciences physiques et chimiques ont mis en notre pouvoir, et ici, je m'empresse de signaler une des plus heureuses tendances de la chirurgie contemporaine :

Poussée par ce besoin de précision et de clarté que la philosophie positive a fait éclore partout, elle a acueilli avec empressement tous les moyens d'exploration physique qui permettent à l'observateur d'analyser des lésions sur le vivant comme les anatomistes le font sur une table d'amphithéâtre. Cet empressement est allé même quelquefois jusqu'à l'exagération; je ne le blâmerais pas s'il n'avait éteint chez quelques hommes tout esprit de synthèse. Le fond de l'œil, le larynx, l'urèthre lui-même ne sont plus aujourd'hui des régions obscures ou cachées, et la possibilité de reconnaître et de démontrer leurs lésions, a fait évanouir une fantasmagorie d'affections, que l'imagination avait complaisamment créées. D'autre part, ces lésions elles-mêmes, mieux étudiées, mieux vues, et par cela même mieux comprises ont à leur tour éclairé le pathogénie des affections dont elles étaient le produit. Le microscope, en nous permettant d'observer les éléments des tissus malades, nous a dévoilé tout une anatomie pathologique nouvelle. Bien que certaines de ces conquêtes soient encore indécises et partant contestables, nous commençons déjà à voir surgir des théories pathogéniques en harmonie avec les récentes acquisitions de l'anatomie. Et si nous n'avons eu jusqu'ici que la pathologie des organes, nous avons à présent la pathologie des éléments, c'est-à-dire la *pathologie cellulaire.*

Jusqu'ici je n'ai parlé que du côté scientifique de la chirurgie, j'aurais été porté à entrer dans de plus longs détails, parce que j'ai la conviction intime que là se trouve le germe le plus fécond des progrès réalisables dans la pratique de notre art. Mais j'ai dû rester dans des généralités quelquefois un peu abstraites. Je préférais d'ailleurs réserver quelques développements pour la partie de mon discours où je vais envisager les tendances pratiques de la chirurgie actuelle. En abordant ce sujet, je rappelle encore que cette distinction de la science et de l'art est et doit rester purement arbitraire, car l'une ne peut être logiquement que la conséquence de l'autre.

Si en m'occupant de la partie scientifique de la chirurgie, j'ai signalé deux tendances plus particulières à notre époque, l'esprit critique et l'idée d'expérimentation, je trouve également, au point de vue pratique, des tendances propres et qui, pour n'être pas nouvelles, n'ont jamais été si fortement accusées.

J'y vois d'abord un esprit conservateur poussé quelquefois jusqu'à ses limites extrêmes. La chirurgie actuelle cherche à augmenter sa puissance tout en limitant son intervention. Elle veut amputer le moins possible, mais en se tenant prête à couper largement, dans l'ablation de ces tumeurs malignes dont les limites sont plus apparentes que réelles, car elle sait alors que la méthode la plus conservatrice est celle qui retranche le plus.

D'autre part, elle cherche à substituer partout les méthodes simples, non sanglantes, physiologiques, aux méthodes brillantes, héroïques sans doute, mais souvent dangereuses. Elle accorde, en outre, une importance capitale aux questions d'hygiène, d'aération et d'alimentation qu'on avait un peu trop négligées jusqu'ici dans certains hôpitaux.

Ces trois tendances n'en font qu'une en réalité. Elles convergent vers un but unique poursuivi implicitement, mais avec moins d'ensemble qu'aujourd'hui, par des chirurgiens de tous les temps et de tous les pays, c'est-à-dire vers la chirurgie conservatrice. Elles montrent par cela même comment on comprend de nos jours cette expression, qui, il faut bien le reconnaître, n'a pas eu dans toutes les bouches la même signification. Et pour en citer un exemple, je comparerai la pratique des chirurgiens anglais à la nôtre dans la grande question des amputations des membres.

En calculant les résultats définitifs de ces mutilations, ils ont vu combien était grande la mortalité qui les suivait. Ils ont eu alors recours aux résections articulaires, et ces opérations presque tombées en désuétude, il y a une vingtaine d'années, sont devenues aujourd'hui, dans quelques hôpitaux de Londres et de Dublin, aussi fréquentes qu'elles étaient rares autrefois. On a ainsi substitué à l'amputation une opération moins grave d'après les statistiques que nous présentent ses partisans (1); mais on ne fait, ce nous semble, de la chirurgie conservatrice qu'à demi.

(1) C'est à propos de la question des amputations que nous pourrions légitimer, s'il en était besoin, les réserves que nous avons faites plus haut sur les statistiques.

Des statistiques empruntées à divers chirurgiens n'exerçant pas dans les mêmes lieux et agissant sous l'inspiration d'idées théoriques différentes, sont difficilement rendues comparables. Tel chirurgien ne se décidera à retrancher un membre qu'à la dernière extrémité, tel autre, au contraire, sera prompt à recourir à l'amputation ; et sur 10 malades au sujet desquels l'amputation pourra être proposée, ce dernier les opèrera tous ou presque tous, tandis que le premier se décidera dans deux ou trois cas à peine à ce moyen extrême. L'un et l'autre cependant invoqueront des raisons théoriques, ou même le résultat de leur expérience à l'appui de leur pratique ; ils diront que le parti auquel ils s'arrêtent est le seul rationnel. Je ne juge pas cette discordance, je la constate seulement pour montrer combien il faut être réservé quand on met en parallèle diverses statistiques. Si le premier des deux chirurgiens perd la plupart des malades qu'il ampute, tandis que le second en sauve le plus grand nombre, il ne faudra pas pour cela proclamer la pratique de celui-ci supérieure à celle de celui-là.

Supposons que l'un perde deux opérés sur trois, tandis que l'autre n'en perde que quatre sur huit (un sur deux), l'avantage restera encore au premier, puisqu'en réalité il n'y a eu que deux morts sur dix dans un cas, et que dans l'autre il y en a eu quatre sur dix.

Dans ce parallèle, j'ai exagéré à dessein, pour faire comprendre ma pensée, la différence qui existe dans les idées et la pratique de quelques chirurgiens. Mais j'ai jugé cet exemple favorable pour faire comprendre la manière dont j'ai envisagé la statistique ; c'est

En France, les résultats des grandes opérations étant, pour quelques hôpitaux, moins encourageants encore qu'en

une arme à deux tranchants qui peut être très-salutaire ou très-funeste.

On voit déjà par là combien il est peu logique d'opposer sans commentaire les statistiques des résections à celles des amputations. En Angleterre, les partisans des résections du membre inférieur abusent un peu, il faut bien le dire, de la statistique de M. Malgaigne, qui accuse pour les hôpitaux de Paris soixante-deux pour cent de morts après l'amputation de la cuisse. Non seulement on ne doit pas invoquer cette statistique, mais elle doit être complètement rejetée lorsqu'il s'agit d'apprécier la résection du genou. Ce n'est pas seulement avec l'amputation que cette dernière opération doit être mise en parallèle, c'est aussi avec l'expectation ou plutôt les traitements rationnels de la thérapeutique articulaire. Mais sans m'occuper de ce dernier point de vue qui peut difficilement être élucidé par des chiffres, je trouve en Angleterre des statistiques plus favorables que celles de M. Malgaigne aux adversaires de la résection du genou. Et puisque ces résections ont été pratiquées surtout à Londres, c'est aussi dans le même lieu qu'il faut juger les amputations. Or, M. Bryant, chirurgien de l'hôpital de Guy, a trouvé que la mortalité des amputations de cuisse, à la suite des lésions chroniques du genou, n'était, dans cet hôpital, que de un sur sept. Après les résections, elle est de un sur quatre et demi. Prises en bloc, les amputations de cuisse donnent à peu près la même mortalité que les résections du genou dans les hôpitaux de Londres. Je ne me servirai pas cependant de la statistique de M. Bryant pour repousser les résections du genou; je la trouve exceptionnellement favorable; et c'est sur un ensemble d'arguments qu'il faut fonder son jugement sur cette opération.

Angleterre, on a aussi cherché à en réduire le nombre, mais on s'y est pris autrement.

Et ici, Messieurs, je me plais à constater un des résultats les plus heureux qu'ait obtenus notre chirurgie et dont la gloire revient en grande partie à l'École lyonnaise.

Les amputations sont devenues de moins en moins fréquentes, mais ce n'est pas par une mutilation moindre qu'on les a remplacées. On est parvenu à en diminuer le nombre par une thérapeutique non sanglante, plus physiologique et plus rationnellement combinée. J'ai vu pratiquer beaucoup de résections en Angleterre, et je ne crains pas d'avancer que la plupart des malades qui ont eu à supporter cette opération avaient des chances très-grandes de guérir par ankylose, s'ils eussent été soumis à ce traitement rationnel dont l'immobilité, l'hygiène et le temps doivent être les principaux facteurs.

Parcourez les relations des journaux anglais hebdomadaires, cherchez l'âge des sujets sur lesquels on pratique les résections articulaires, et vous verrez que la plupart de ces observations se rapportent à des enfants de 6 à 14 ans.

Que faisons-nous en France en pareil cas? Visitez les différents hôpitaux et surtout les hôpitaux d'enfants, et vous constaterez combien les affections articulaires y sont fréquentes. Les malades y meurent-ils plus qu'en Angleterre? Nullement, ils guérissent tout aussi bien, et ils guérissent sans résection. Quelle est alors la plus conservatrice des deux chirurgies? Quelle est celle qui mérite réellement ce nom? Votre réponse n'est pas douteuse, et cependant les chirurgiens anglais ont toujours à la bouche ce mot qui semble une devise : *Conservative Surgery*.

Est-ce à dire que je sois hostile aux résections? Loin de là, Messieurs ; cette question est une de celles qui m'ont le plus préoccupé depuis quelques années. Et si je désapprouve l'excès de quelques chirurgiens anglais et américains, je déplore aussi la réserve de la plupart de nos compatriotes. Je crois que les résections du coude, de l'épaule, sont, dans l'immense majorité des cas, préférables aux amputations qu'on leur oppose encore. Je crois aussi que la résection de la hanche ne tardera pas à gagner définitivement son procès ; quant à celle du genou, je fais de prudentes réserves. Je l'admets en principe, mais j'y vois tant de contre-indications que, depuis deux ans et demi, je n'ai pas encore trouvé l'occasion de la pratiquer (1). C'est là une question qu'il appartient à la génération actuelle d'étudier, et qu'elle sera sans doute assez heureuse pour résoudre. Elle est d'autant plus urgente que les mé-

(1) J'ai toujours trouvé la lésion osseuse ou trop légère ou trop avancée. Dans le premier cas, j'ai dû chercher à obtenir l'ankylose ; dans le second, j'ai amputé la cuisse, et ce n'est que trois fois, sur un service de 120 malades, que j'ai dû avoir recours à cette mutilation dans les cas de lésions chroniques du genou. Je suis tout porté cependant à pratiquer la résection chez les sujets jeunes de 16 à 30 ans, affectés de lésions bien limitées des extrémités osseuses, qui auraient résisté aux divers moyens de la thérapeutique articulaire. Cette indication, quoique assez claire en théorie, est moins précise en pratique, surtout quand on opère dans un milieu où les longues suppurations, suite de traumatisme, sont pleines de danger.

thodes les plus rationnelles de la thérapeutique articulaire sont souvent insuffisantes, et que d'autre part, en présence de notre défiance de plus en plus marquée à l'égard des amputations, nous sommes naturellement portés à adopter un moyen terme : l'ablation isolée des parties osseuses malades, cause et principe de tout le mal. — Mais nous devons aborder cette question avec cette critique dont je montrais tout à l'heure le rôle de plus en plus prédominant dans notre chirurgie ; nous devons y apporter plus de rigueur et plus d'esprit médical que nos confrères d'Outre-Manche. Et avant de soumettre à une de ces mutilations partielles, les enfants ou les jeunes sujets dont le squelette est loin d'avoir pris toute sa croissance, nous devons demander à l'expérimentation sur les animaux la notion exacte ou probable des chances de raccourcissement auquel nous les exposons. Cette question n'a pu être suffisamment élucidée par la pratique des chirurgiens anglais. Ils se livrent depuis trop peu d'années à ces opérations et ont trop facilement perdu de vue leurs malades, pour répondre victorieusement aux objections qu'on peut déjà leur adresser au nom de l'expérimentation physiologique.

Sur ce point, comme sur beaucoup d'autres, la chirurgie anglaise, dont on ne saurait trop d'ailleurs admirer l'esprit progressif, emprunte son cachet aux idées et aux tendances du peuple auquel elle est destinée :

Hardie jusqu'à l'imprudence, pressée d'arriver au but, cherchant à tout prix la ligne la plus courte et ne calculant pas toujours les dangers auxquels elle s'expose, elle semble s'inspirer ainsi du dicton qui caractérise si bien l'activité de la race anglo-saxone : *Time is money*.— Aussi tandis que nous sacrifions volontiers des mois, des années s'il le faut, pour arriver à un but ; tandis que nous préférons toujours le chemin le plus long s'il est le plus sûr ; tandis que partout l'économie de la chair humaine nous semble un impérieux devoir, nous voyons des chirurgiens anglo-saxons, se prévaloir de leurs tendances conservatrices dès qu'ils coupent un peu moins.

Notre chirurgie s'est faite de plus en plus prudente ; à l'étranger on lui reproche presque de se montrer timide, et d'oublier ces hardiesses heureuses qu'a souvent inspirées le génie.

Ce reproche n'est pas fondé, et sans rappeler que certains de nos contemporains sont souvent blâmés pour leur témérité, je ferai remarquer que beaucoup de ces opérations qui, il y a trente ans, passaient pour des entreprises audacieuses, comme la résection des maxillaires, sont aujourd'hui journellement pratiquées sans bruit et sans éclat. Non, la chirurgie n'est pas devenue timide, mais elle s'est recueillie. Elle s'est demandée quel est, en définitive, le bilan de ces tentatives qui attirent les applaudissements de la foule et qui font résonner autour d'un homme toutes les voix de la renommée. Elle a voulu savoir si la somme de vie qu'elle ajoutait était en définitive bien supérieure à celle qu'elle retranchait ; et poussée par un sentiment de haute moralité, elle a cherché ailleurs que dans ces entreprises éclatantes des titres à la reconnaissance publique.

C'est pour cela, Messieurs, qu'avant de s'engager dans certaines opérations que la chirurgie étrangère affronte avec cette assurance que je signalais tout à l'heure, elle attend que la critique l'ait suffisamment éclairée. Pour l'ovariotomie, par exemple, si c'est à l'aide de l'analyse rigoureuse des faits recueillis loin de nous qu'on est parvenu à vaincre l'aversion obstinée de nos compatriotes, c'est aussi en les mettant en garde, par une sage critique, contre les déductions des statistiques trompeuses qu'on les préservera dans l'avenir de tout enthousiasme imprudent.

Non, Messieurs, l'esprit d'initiative n'a pas diminué; il ne peut d'ailleurs être condamné, ni se condamner lui-même au repos. S'il cesse dans un pays, il se manifeste avec plus d'énergie dans un autre, et grâce au libre échange des idées que les chirurgiens pratiquent depuis longtemps, l'équilibre ne tarde pas à s'établir.

La chirurgie réparatrice est toujours une préoccupation favorite de notre génération. Soit qu'elle ait eu pour but de rendre leur forme aux organes extérieurs, soit qu'elle ait voulu réparer les pertes de substance ou les anomalies congénitales de certains organes profonds, elle a dans ces dernières années conçu des méthodes efficaces et imaginé une foule de procédés ingénieux. Et pour citer un exemple frappant de ses progrès, je dirai seulement que depuis cinq ans, on a probablement guéri plus de fistules vésico-vaginales qu'on ne l'avait fait depuis l'origine de la chirurgie (1).

(1) Le perfectionnement des moyens de synthèse, la vulgarisation des sutures métalliques, rendent de jour en jour les opérations auto-

On a voulu ajouter même un degré de plus à sa puissance, on ne s'est pas contenté de réunir, de réparer ce qui était partiellement détruit, on a essayé de reproduire, de régénérer ce qui avait complètement disparu. On a voulu refaire le squelette même de certaines régions, soit au moyen du périoste, soit au moyen des os eux-mêmes. Aussi la restauration totale du nez, celle de la voûte palatine ne sont-elles plus regardées comme aussi difficiles qu'autrefois. Mais je laisse à d'autres le soin de juger ces tentatives.

Je disais tout à l'heure, que la chirurgie actuelle cherche les méthodes simples, non sanglantes, non dangereuses, physiologiques en un mot. Le traitement des anévrysmes nous en offre un exemple frappant. Il y a vingt ans, rien ne paraissait comparable à la ligature. On fermait presque les yeux sur ses dangers, tant on était familiarisé avec l'idée de son inattaquable supériorité. Mais cependant, quelques esprits progressifs réagissaient déjà, et pendant qu'un de mes prédécesseurs (1) nous apprenait à coaguler le sang par l'électricité, un autre de nos compatriotes (2) obtenait la formation des caillots par l'injection d'un liquide dans la poche artérielle.

Mais la réaction contre la ligature ne s'arrêta pas là.

plastiques plus sûres et plus efficaces. Les fils capillaires permettent d'obtenir à la face des réunions d'une précision et d'une délicatesse qu'on n'obtiendrait jamais avec les fils ordinaires.

(1) M. Pétrequin.

(2) Pravaz.

On nous rapporta d'Irlande une méthode d'origine française qui avait dans cet hôpital même fourni, au commencement de ce siècle, plus d'un remarquable succès et on parvint à guérir les anévrysmes sans intéresser le sac et sans faire pénétrer le moindre instrument à travers nos tissus. La compression indirecte eut bientôt détrôné les méthodes sanglantes, mais ce n'était pas là le dernier mot de la réaction contre la ligature. On pouvait faire mieux encore. Les appareils gênants, dispendieux, qu'on avait fait construire tout d'abord, ne tardèrent pas à être remplacés par un compresseur plus simple et plus intelligent. On arriva enfin à guérir avec le bout du doigt (1) une de ces affections qui avaient fait longtemps le désespoir de la chirurgie.

Cette simplification du traitement des anévrysmes n'est pas l'unique preuve de la tendance que je signale. Voyez la grande question des lésions traumatiques ; là aussi, même tendance à la simplification, même préoccupation d'imiter la nature, même besoin d'adopter des méthodes rationnelles.

Sur ce point du reste, on a eu plus à exhumer qu'à inventer ; on n'avait pas attendu notre époque pour réagir contre l'abus des pansements compliqués. On y avait été porté soit par une théorie, soit le plus souvent par une

(1) La compression digitale a une efficacité, même dans les cas les plus graves, qui ne peut plus être contestée aujourd'hui. C'est certainement une des plus belles conquêtes de la chirurgie contemporaine.

circonstance fortuite. Et si le manque d'huile bouillante fit découvrir à Ambroise Paré, le traitement rationnel des plaies d'armes à feu, réputées alors empoisonnées, la disette de cérat et de charpie dans les grandes guerres de la République et de l'Empire, fit apprécier, par Lombard et Percy, les qualités cicatrisantes de l'eau pure, en d'autres termes, la tendance naturelle des plaies à se cicatriser (1).

(1) Le théâtre sur lequel s'exerce la chirurgie hospitalière est sans contredit le lieu le moins favorable au développement de ces tendances naturalistes ; on a à chaque instant des complications à combattre, et les désinfectants ou les excitants sont d'une utilité journalière. Mais une plaie simple ne demande d'autre traitement que d'éloigner les circonstances qui pourraient gêner sa cicatrisation ; la doctrine de la réunion immédiate repose principalement sur ce fait. C'a été l'honneur des chirurgiens de Montpellier d'insister toujours sur cette méthode vraiment physiologique de traiter les grandes solutions de continuité ; et il n'est pas juste d'attribuer à leur climat leurs succès sur ce point. En Angleterre et en Ecosse on a toujours compté de nombreux partisans de cette méthode ; c'est même de ce pays qu'elle nous est venue. On peut en voir à Edimbourg des exemples aussi beaux que dans le midi de la France. Il est certain que les conditions hygiéniques des grands hôpitaux sont très-peu favorables à son succès ; mais ce n'est pas une raison pour ne pas chercher à l'obtenir. Parmi les chirurgiens de l'Hôtel-Dieu de Lyon, plusieurs l'ont vivement recommandée (Gensoul), alors qu'on était assez généralement prévenu contre elle. Lorsqu'elle est judicieusement pratiquée, elle n'expose pas plus que les autres méthodes de traitement aux complications qui menacent nos blessés ; elle les prévient, au contraire, dans quelques cas en hâtant la cica-

Mais si cet esprit naturaliste et vraiment conservateur a son origine ou sa consécration dans les notions plus précises apportées par la physiologie expérimentale, il a été surexcité par la difficulté de faire réussir certaines opérations dans la pratique hospitalière.

Si nos malades reçoivent dans nos hôpitaux des secours qu'il serait impossible de leur donner ailleurs, si la plupart, indépendamment des soins dévoués qui les entourent, y jouissent d'un bien-être qu'ils n'ont jamais goûté ; si dans l'organisation même de nos services ils trouvent des conditions de soulagement et de guérison que la liberté de la vie de famille ne leur donnerait jamais, nous ne devons pas pousser l'optimisme trop loin et fermer les yeux sur les fâcheuses influences qui résultent de leur vie commune et de leur réunion dans un espace relativement étroit. Ces influences ont été déjà considérablement atténuées, et il suffit de se rappeler ce qu'étaient nos hôpitaux il y a 40 ans à peine pour rendre un juste hommage à ceux qui ont su réaliser ce progrès.

La question de l'hygiène hospitalière, quoique toujours présente à l'esprit des chirurgiens, est devenue depuis un an d'un intérêt majeur. La discussion, qui a eu lieu à l'Académie de médecine, a été pour tous les chirurgiens français une mise en demeure de contribuer, chacun dans la pro-

trisation. Ses adversaires avaient mis sur son compte des accidents qui doivent être rapportés à la viciation de l'air des hôpitaux ou aux mauvais procédés mis en usage.

portion de leurs forces, à la solution de ces problèmes qui intéressent de si près la sûreté des opérés et par cela même la conscience des opérateurs. On a dévoilé des maux qu'on semblait ignorer et qu'on n'attaquait pas avec toute l'ardeur désirable. Cette discussion portera ses fruits ; elle sera, nous l'espérons, pour notre époque, ce que fut pour la fin du siècle dernier le mémorable rapport de Tenon à l'Assemblée Constituante.

Ce n'est pas ici le lieu d'aborder la discussion de ce difficile problème; il me suffit d'indiquer l'importance qu'y attache la chirurgie actuelle.

Je dirai seulement qu'une solution conforme aux désidérata de la science et aux intérêts réels de nos malades me paraît moins éloignée que ne le ferait supposer l'attitude découragée de quelques-uns de ceux dont la mission est d'éclairer l'opinion. A la suite de la discussion de l'Académie, quelques organes de la presse ont regardé comme incurable le mal qu'on leur signalait ; croyant, sans doute, que tous les hôpitaux ressemblaient à ceux dont on leur exposait le peu séduisant tableau, ils ont demandé des réformes radicales ; plusieurs mêmes, dans l'emportement de leur zèle, se sont écriés : Plus d'hôpitaux....

Et ce rêve de Turgot, que Barrère avait essayé de faire réaliser par la Convention étonnée, a séduit de nos jours plus d'une imagination généreuse ou naïve....

On a dit bien souvent et vu quelquefois que les utopies n'étaient que des vérités du lendemain ; mais je crains fort que celle-ci n'ait un lendemain bien éloigné encore, si elle se réalise jamais, dans notre milieu social. — Supprimez les hôpitaux et aussitôt, par une tendance fatale, ils se reformeront de leurs débris.

Voyez, du reste, ce qui se passe dans ces pays où le paupérisme n'existe pas encore, dans ces pays où l'activité de la race anglo-saxonne fait éclore à chaque instant de nouvelles villes et de nouvelles populations. Quelles sont les trois institutions qui entourent le berceau de la cité née d'elle-même et ne recevant que d'elle-même ses mœurs et ses lois ? l'Église, l'École et l'Hôpital.

Mais, Messieurs, je m'arrête dans cette excursion sur les questions économiques. J'ai peu de sympathie pour ces réformes radicales ; je trouve que pour améliorer ce qu'on a, il est absurde de commencer par le détruire. Je pense qu'une évolution graduelle et sage peut nous conduire plus sûrement et en réalité plus vite au but que nous nous proposons. Persuadé d'ailleurs que les hôpitaux les plus réputés par leur insalubrité sont susceptibles d'être assainis, je crois que le nôtre pourra, à la faveur de changements presque imperceptibles (1), satisfaire à toutes les exigences de notre art (2). Mais avant d'exposer mes vues sur ce sujet, j'attends qu'une plus longue expérience leur donne plus d'autorité. Veuillez considérer cet aveu comme une

(1) Au point de vue architectural.

(2) Parmi ces changements, les plus désirables sont : la diminution du nombre des lits dans la plupart de nos salles : la création de chambres isolées pour certains opérés.

promesse. Je la tiendrai d'autant mieux que je me sens encouragé, excité même, par l'accueil bienveillant qu'ont toujours fait à mes propositions ceux qui seront à même de les réaliser. Et si je pouvais l'oublier , la vue de ces accidents contre lesquels la chirurgie soutient depuis si longtemps une lutte désespérée , me le rappellerait sans cesse.

Messieurs les Administrateurs, en m'investissant aujourd'hui des honorables fonctions de chirurgien en chef de cet hôpital, vous m'associez à votre œuvre ; vous m'invitez à participer plus activement à cette mission de dévouement et de charité qui attire sur vous la reconnaissance du pauvre et l'admiration de vos concitoyens. Je comprends l'immense responsabilité qui va peser sur moi, et la crainte de rester au-dessous de ma tâche ne date pas d'aujourd'hui. C'a été ma préoccupation de tous les instants et le choix du sujet que je viens de traiter devant vous n'y a pas été étranger.

En acceptant les malades que vous me confiez, je me dois à eux ; je leur dois mon temps et ma peine ; je leur dois non seulement ce que je puis savoir, mais aussi ce que je suis capable d'acquérir. Dans l'administration du patrimoine des pauvres vous comptez vos journées par de nouveaux bienfaits, et vous m'obligez par cela même à compter les miennes par de nouveaux progrès dans mon art. Je n'oublierai donc pas qu'en présence des graves problèmes que la science actuelle est en voie de résoudre, ce serait déserter mon poste que de les regarder avec indifférence.

Je ne parle pas ici de science spéculative et abstraite, je pense à cette science immédiatement applicable, dont les solutions intéressent directement les malades que vous me confiez. Je fais surtout allusion aux grandes questions d'hygiène qui me semblent contenir le secret de ces accidents contre lesquels notre art est impuissant, et que ne peuvent prévenir les soins vigilants de ces dignes sœurs de charité dont vous nous avez rappelé, Monsieur le Président, l'humble mais incomparable dévouement. Et, en cela, je ne fais que suivre votre exemple : quand je mets en parallèle l'organisation des services d'aujourd'hui avec l'organisation d'autrefois, quand je compare le nouveau monument que vous avez fait construire à ceux qu'avaient élevés vos devanciers, je vois partout que dès qu'un progrès est possible, vous vous empressez de le réaliser. Vous m'avez permis jusqu'ici de compter sur votre appui et j'espère que vous me le continuerez encore.

Je me sens affermi en voyant près de moi mes chers et savants collègues, MM. Delore et Gayet. L'ancienne amitié qui nous unissait avant de porter le même fardeau, sera resserrée par une collaboration commune et doublera nos forces en harmonisant nos efforts.

Je compte aussi sur vous, Messieurs les internes, je

connais depuis trop longtemps vos traditions et l'esprit qui vous anime, je sais trop de quel dévouement vous êtes capables, lorsqu'il s'agit de secourir ceux qui souffrent pour regarder comme une surcharge les devoirs que m'imposent à votre égard mes nouvelles fonctions. Si je n'avais pu déjà vous apprécier, vous m'auriez tout récemment encore appris à vous connaître lorsque je vous ai demandé vos heures de loisir pour éviter une de ces opérations (1) que la chirurgie actuelle regarde comme un pis-aller, malgré le brillant succès qui les accompagne souvent.

Vous avez débuté dans la vie médicale par le concours qui vous a consacrés l'élite de votre génération ; ce début vous oblige. C'est par le travail que vous avez franchi ce premier pas ; travaillez donc encore ; travaillons donc toujours. Un de mes plus chers devoirs sera d'entretenir en vous ce feu sacré. — Aimez et cultivez notre science, c'est par elle que vous aimerez plus tard notre profession ; profitez des riches matériaux qu'une administration paternelle met à votre portée. Observez, cherchez et pensez : et n'oubliez jamais que pour vous comme pour nous toutes les questions de science sont des questions d'humanité.

(1) Il s'agissait d'un volumineux anévrysme traumatique et diffus du creux poplité que nous avons été assez heureux pour guérir par la compression digitale.

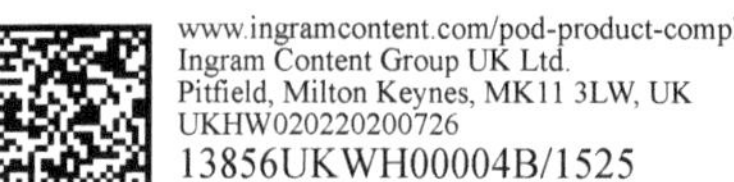
www.ingramcontent.com/pod-product-compliance
Ingram Content Group UK Ltd.
Pitfield, Milton Keynes, MK11 3LW, UK
UKHW020220200726
13856UKWH00004B/1525